I0000229

DEPOT LÉGAL
HÉRAULT
N° 75
1900

BIBLIOTHÈQUE NATIONALE
R F
IMPRIMÉS

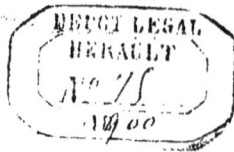

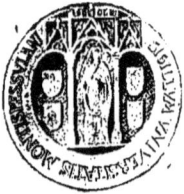

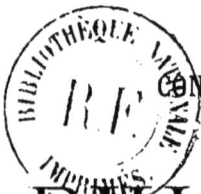

CONTRIBUTION A L'ÉTUDE

DES

PHLEGMONS

DU CREUX ISCHIO-RECTAL

PAR

Le Docteur Laurent VIGUIER

MONTPELLIER
IMPRIMERIE CENTRALE DU MIDI
Hamelin Frères
—
1900

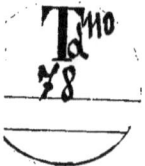

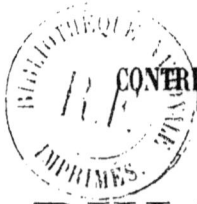

CONTRIBUTION A L'ÉTUDE

DES

PHLEGMONS

DU CREUX ISCHIO-RECTAL

BIBLIOTHÈQUE
R. F.
IMPRIMÉS

Td 110
78

CONTRIBUTION A L'ÉTUDE

DES

PHLEGMONS

DU CREUX ISCHIO-RECTAL

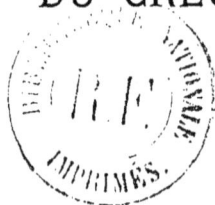

PAR

Laurent VIGUIER

Docteur en médecine

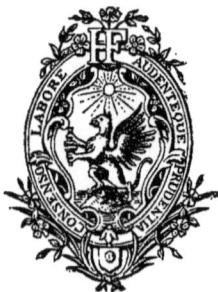

MONTPELLIER

IMPRIMERIE CENTRALE DU MIDI

HAMELIN FRÈRES

—

1900

A MES PARENTS

L. VIGUIER.

A MES AMIS

L. VIGUIER.

A MON PRÉSIDENT DE THÈSE

MONSIEUR LE PROFESSEUR GILIS

L. VIGUIER.

A MES MAITRES

L. VIGUIER.

INTRODUCTION

Dans le cours de sa pratique chirurgicale, notre maître M. Gilis, ayant eu l'occasion d'opérer un *phlegmon du creux ischio-rectal* intéressant par la guérison obtenue, a bien voulu nous en communiquer l'observation, et nous engager à étudier le traitement de cette affection, toujours controversé.

Le point est litigieux. La lutte ouverte depuis 150 ans par *Faget* et *Foubert* n'est pas encore close, et l'opinion, après avoir oscillé entre les deux théories rivales, semble s'être ralliée à la doctrine du premier.

Entre ces deux procédés dont l'un violent, radical, plus dangereux par la gravité du traumatisme, serait peut-être inutile ; tandis que le second plus simple, mieux à la portée de la majorité des praticiens, suffirait à l'ordinaire, il faudrait évidemment choisir.

Aujourd'hui, les documents sont assez complets, pour que l'on essaie de prononcer en connaissance de cause ; et le dénombrement des adversaires, l'examen des objections qu'ils nous ont fournies, nous permettront de proposer une solution.

Le cas accepté par nous, pour être le sujet de cette étude, serait justement la preuve que les idées de *Fou-*

bert, repoussées par la plupart, approchent assez de la vérité pour donner raison à sa méthode plus simple.

De là ce travail.

Nous le diviserons en plusieurs chapitres.

Dans le *premier*, un examen *anatomique* de la région sera nécessaire pour nous expliquer les collections et les fusées purulentes, que nous démontre *l'anatomie pathologique.*

Celle-ci fera l'objet du chapitre suivant.

Le troisième sera consacré à l'*étiologie.*

Les *symptômes,*

Le *pronostic,*

Le *diagnostic,*

Et le *traitement,*

occuperont des paragraphes distincts.

De tout cela, naîtra la *conclusion.*

Et maintenant, qu'il nous soit permis de remercier M. le professeur Gilis d'avoir accepté la présidence de cette thèse, à l'achèvement de laquelle il a apporté le précieux concours de son expérience et de ses conseils. Grâce à lui cette tâche nous a été facile ; qu'il reçoive ici notre hommage reconnaissant.

Nos remerciements vont aussi à tous nos Maîtres dont les conseils de tous les jours et les exemples seront pour nous un guide précieux.

DES PHLEGMONS

OU CREUX ISCHIO-RECTAL

I

LE CREUX ISCHIO-RECTAL
OU ESPACE PELVI-RECTAL INFÉRIEUR

Nous donnerons sur ce sujet quelques notions sommaires d'anatomie, qui sont nécessaires pour comprendre l'évolution du phlegmon ischio-rectal, et dont nous prendrons les éléments dans les leçons de M. le professeur Gilis, faites en 1898-99.

Le plancher pelvien, examiné par sa face inférieure, est constitué : de chaque côté du rectum, par la face inférieure du muscle releveur de l'anus ; en avant de l'anus et du rectum, par un système de plans musculaires et aponévrotiques qui forment le périnée antérieur ou périnée proprement dit.

Or la face inférieure du releveur de l'anus forme, de chaque côté, la paroi interne d'une cavité appelée *creux icshio-rectal.*

La description du plancher pelvien étudié par la face inférieure revient donc à décrire :

1° Le creux ischio-rectal.

2° Le périnée, dont nous n'avons pas à nous occuper ici.

Le creux ischio-rectal est une large excavation remplie de graisse, qui existe sur les côtés du rectum.

Sa forme est celle d'un cône aplati transversalement, dont le sommet est profond, dirigé en haut, tandis que la base est en bas, du côté des téguments. Cette forme n'est pas invariable : elle se modifie un peu suivant que le releveur est contracté ou à l'état de repos.

Les diamètres antéro-postérieurs prédominent sur les diamètres transverses.

On lui distingue deux parois, l'une externe, l'autre interne ; — deux angles (antérieur et postérieur) ; — un sommet et une base.

La *paroi interne* est formée par la face inférieure du releveur de l'anus. Celui-ci est compris entre deux lames aponévrotiques, l'une inférieure, l'autre supérieure.

La première est lâche, sans grande consistance, et se confondant avec le tissu cellulo-graisseux du creux ischio-rectal. On l'enlève sans s'en apercevoir, quand on cure le creux.

La seconde est fibreuse et résistante. Elle entre dans la constitution de l'*aponévrose pelvienne supérieure* qui est formée de chaque côté par l'union de quatre aponévroses répondant aux muscles obturateur interne, releveur de l'anus, ischio-coccygien et pyramidal.

Au-dessus de l'aponévrose pelvienne, on trouve le tissu conjonctif sous-péritonéal, puis le péritoine. L'espace compris entre l'aponévrose pelvienne en bas, le péritoine en haut, les parois du bassin en dehors, le rectum en dedans, est ce que l'on appelle l'*espace pelvi-rectal supérieur*.

Le muscle releveur de l'anus n'est donc séparé de l'espace pelvi-rectal supérieur que par son aponévrose supérieure.

Aussi des suppurations primitivement développées dans l'espace pelvi-rectal supérieur peuvent traverser l'aponévrose supérieure du releveur, le releveur lui-même, et arriver ainsi dans le creux ischio-rectal.

Inversement, le pus né dans le creux ischio-rectal peut traverser la barrière musculo-aponévrotique formée par le releveur et son feuillet aponévrotique supérieur, et faire irruption dans l'espace pelvi-rectal supérieur.

Le muscle releveur et son feuillet aponévrotique supérieur partagent ainsi la couche cellulo-graisseuse péri-rectale en deux étages : l'un situé au-dessus d'eux, *l'espace pelvi-rectal supérieur*, — l'autre au-dessous, le creux ischio-rectal, que l'on appelle encore, à cause de ses rapports mêmes, *espace pelvi-rectal inférieur*.

Ces quelques considérations montrent que la paroi interne du creux est la plus importante par ses connexions avec l'espace supérieur.

La *paroi externe* est remarquable par sa fixité et son immobilité. C'est qu'elle est constituée par la face interne de l'ischion, par une partie du muscle obturateur interne revêtu de son aponévrose. L'artère et le nerf honteux internes cheminent contre la branche ascendante de l'ischion dans l'épaisseur de l'aponévrose obturatrice.

Le *sommet* résulte de la réunion intime à angle aigu des deux parois que nous venons de décrire. Elles forment ainsi un angle dièdre ouvert en bas, dont le sommet se trouve, chez les sujets maigres, à 6 centimètres environ de la base.

La *base*, formée par les téguments doublés de leur couche graisseuse, est circonscrite en dehors par l'ischion, en dedans par l'anus, en avant par le muscle transverse superficiel du périnée, en arrière par le bord inférieur du muscle grand fessier.

Le creux ischio-rectal ainsi limité, est rempli par une masse de tissu graisseux qui se continue sans aucune ligne de démarcation, avec la couche graisseuse sous-cutanée, dont elle est le prolongement même. La masse cellulo-graisseuse d'un creux ischio-rectal communique avec celle du côté opposé par un tissu plus dense qui passe derrière le rectum, et qui permet la propagation des inflammations d'une fosse à l'autre (abcès en fer à cheval, rectum en battant de cloche).

Quand on a soigneusement vidé le creux ischio-rectal, on prend une idée nette de ses deux prolongements ou angles (antérieur et postérieur).

Ceux-ci résultent de la réunion des deux parois, interne et externe, à leurs extrémités, antérieure et postérieure.

L'*angle antérieur* se prolonge en cul de sac au-dessus de la face postérieure du muscle transverse superficiel du périnée, doublé par son aponévrose : quand il est envahi par le pus, le phlegmon offre un diverticule périnéal vers les bourses ou les grandes lèvres, sur les côtés de la prostate, dans le triangle recto-uréthral.

L'*angle postérieur* se prolonge au-dessus du bord inférieur du grand fessier (diverticule fessier de Chassaignac). Il résulte de la présence de ces angles, que vers le milieu de sa hauteur le creux ischio-rectal a un diamètre antéro-postérieur plus étendu qu'à sa base, qui est légèrement rétrécie.

D'après cette description, il semblerait que les suppurations du tissu cellulo-graisseux de la fosse ischio-rectale devraient toujours fuser vers la peau, avec laquelle il est en si étroite connexion. Il n'en est pas toujours ainsi : le tissu cellulaire sous-cutané, normalement dense et résistant, s'oppose souvent à la propagation du pus, qui peut alors se propager dans différentes directions : sous le grand fessier, vers les bourses, vers l'espace pelvi-rectal supérieur.

II

ANATOMIE PATHOLOGIQUE

Nous allons faire appel ici aux connaissances déjà acquises par l'exposé anatomique de la région ; et les rapports étudiés plus haut vont nous permettre de comprendre les délabrements causés par le pus.

Grâce à l'épaisseur de la peau, et à l'abondance du tissu cellulaire adipeux, on peut observer parfois la gangrène du tissu cellulaire, et la suppuration, sans une tuméfaction très marquée des téguments (Poulet et Bousquet).

Les abcès ischio-rectaux ont une tendance, avant de s'ouvrir, à s'étendre en envoyant des prolongements dans diverses directions. Le prolongement le plus fréquent est celui qui se fait en arrière sous le grand fessier. On observe souvent aussi un prolongement antérieur qui s'avance vers la racine des bourses et vers les grandes lèvres.

Dans d'autres cas plus rares, l'inflammation s'étend d'un côté à l'autre en passant en avant du coccyx. Il se fait ainsi d'énormes collections en forme de fer à cheval qui entourent complètement le rectum, sauf à la partie antérieure. Enfin il peut se faire aussi des prolongements sous la muqueuse de l'intestin. Tantôt ceux-ci se produisent au-dessus du sphincter, le pus perforant la partie inférieure du releveur de l'anus et la paroi rectale pour venir s'étaler sous la muqueuse. Tantôt ils se font en passant sous le sphincter, lorsque l'abcès devenant superficiel a envahi le tissu cellulaire sous-cutanéo-muqueux.

Quelques auteurs décrivent un phlegmon qui se développerait primitivement dans la couche sous-péritonéale et au-dessus du releveur, et qui envahirait ensuite le creux ischiorectal par une déchirure de ce muscle. Cette marche de l'inflammation est difficile à soupçonner, car il n'existe aucun signe classique qui puisse en démontrer l'existence d'une façon formelle.

On a trouvé dans ces abcès tous les microbes, agents ordinaires de la suppuration. Le *bacterium coli* y est particulièrement fréquent.

A côté de ces microbes vulgaires, il en est un autre qu'on rencontre avec une extrême fréquence, c'est le bacille de Koch.

Hartmann et Lieffring l'ont trouvé 7 fois sur 12 cas. Les abcès sont donc très souvent d'origine tuberculeuse. Le rôle de la tuberculose est certainement ici plus considérable qu'on ne le croit, mais dans un grand nombre de cas il y a infection mixte. D'autres micro-organismes, et le plus souvent c'est le *bacterium coli*, pénètrent dans les foyers tuberculeux, en accélèrent l'évolution, et leur donnent une allure aiguë. Ainsi, même parmi les abcès chauds, il en est qui ont été tuberculeux à leur début. Mais il faut l'examen bactériologique pour révéler leur nature véritable (Le Dentu et Delbet).

Tout récemment, en décembre 1897, Bazy communiquait à la Société de chirurgie l'observation d'un phlegmon ischiorectal qui probablement remontait à l'espace pelvi-rectal supérieur. Le pus cultivé a donné des pneumocoques, sans qu'on ait trouvé ailleurs de traces d'infection.

Le pus renferme souvent des gaz.

III

ÉTIOLOGIE

FRÉQUENCE

Les inflammations périrectales vont en diminuant de fréquence, à mesure qu'on s'élève de la peau vers le péritoine.

Les abcès cutanés ou sous-cutanés sont très fréquents ; les abcès du creux ischio-rectal le sont moins. Cela s'explique simplement : les lésions susceptibles d'engendrer des phlegmons sont beaucoup plus fréquentes au voisinage des orifices.

D'après la statistique d'Etcheparre (Thèse de Paris 1894) les abcès ischio-rectaux représenteraient 18 pour 100 des abcès de la région. Quénu et Hartmann, le Dentu et Delbet, font remarquer que cette proportion est encore au-dessus de la vérité. Reclus donne 12 pour 100. Le relevé d'une année à l'hôpital Broussais 5,2 pour 100.

A la Pitié, 7 pour 100.

En moyenne, 10,4 pour 100.

Bazy les croit beaucoup plus fréquents.

Les phlegmons périrectaux sont plus ordinaires chez l'homme que chez la femme ; ce qui tient, d'après M. le docteur Hartmann, d'une part, à la présence des poils chez le premier, d'autre part, à ce que chez les gens du peuple les soins de propreté de la région périnéale sont encore plus insuffisants chez l'homme que chez la femme.

Si l'on ajoute à cela que, chez l'homme, les traumatismes qui amènent des érosions ou diminuent la résistance des tissus

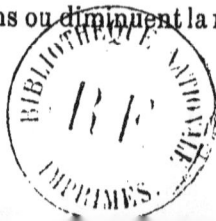

en les contusionnant sont plus fréquents, on aura vite l'explication de ce fait statistique.

C'est ainsi que les inflammations cutanées ou sous-cutanées se développent parfois après des voyages en voitures mal suspendues, à siège dur, et qu'elles sont fréquentes chez les cavaliers.

Chez les individus obèses, l'intertrigo, l'eczéma, la macération des débris épidermiques favorisent l'infection.

Dans certains cas, il y a aux inflammations périano-rectales une cause plus directe, ou au moins plus directement saisissable.

Tels sont les traumatismes. Les opérations chirurgicales peuvent amener des inflammations. Malgaigne cite les fausses routes produites par les canules à lavement. Des objets avalés, des fragments d'os, de dentier, de petits clous de tapissier, se piquent dans la paroi rectale. Les matières fécales dures excorient la muqueuse.

Les rectites et leurs ulcérations, les fissures, les néoplasmes ulcérés peuvent être aussi l'origine du tissu cellulaire périrectal.

Quelle voie suivra l'infection ? Parfois, lorsque le rectum est déchiré, perforé, ou sectionné dans toute son épaisseur, les matières fécales pénètrent directement dans le tissu cellulaire. En général, l'infection se propage par les vaisseaux. Dans les inflammations hémorroïdaires, ce sont les veines qui sont atteintes.

La malade qui fait le sujet de l'observation communiquée par M. le professeur Gilis avait un peu souffert d'hémorroïdes et de constipation. C'est à cela sans doute que se rattache le phlegmon dont elle fut opérée.

Dans tous les autres cas, l'infection se fait là, comme ailleurs, dans les lymphatiques.

IV

SYMPTOMES. — DURÉE. — TERMINAISON

Les abcès du creux ischio-rectal débutent par une douleur
profonde, plus souvent sourde, quelquefois fort vive, et des
phénomènes généraux souvent sérieux: élévation de température considérable, frissons, inappétence, état saburral. Tous
ces symptômes apparaissent avant qu'il y ait rien de bien net-
tement appréciable du côté du périnée.

Dans le cas, objet de notre travail, la douleur existe d'abord
seule, sans cause apparente, et le phlegmon ne devient manifeste que cinq à six jours après.

Le premier signe qui se manifeste est une tuméfaction large
qui occupe toute une moitié du périnée. Il semble que le plan
de la région soit surélevé. Mais la peau ne présente encore
aucune altération.

Par le toucher, on sent bien la tuméfaction. Elle repousse
parfois en dedans une moitié du rectum ; et, du côté malade,
l'ampoule rectale peut être supprimée, ou plutôt remplacée
par une saillie.

La miction devient extrêmement douloureuse, extrêmement
pénible, et dans un grand nombre de cas, peut être supprimée.

Ce point est important ; et comme ces troubles urinaires
sont un des premiers symptômes, il a pu arriver de voir des
malades, traités pour la rétention d'urine, alors qu'il s'agissait
d'un phlegmon du creux ischio-rectal (Tillaux).

Cette période dure de quatre jours à plusieurs semaines.

Quand la tuméfaction s'accentue, son point culminant est toujours situé loin de l'anus à 5 ou 6 centimètres. Si on presse sur ce point, on détermine une douleur extrêmement violente. La peau commence à devenir œdémateuse, elle garde l'empreinte du doigt. C'est le signe qu'il existe du pus, mais que ce pus est profondément situé. Si l'on n'intervient pas, l'abcès peut s'étendre dans la profondeur, et envoyer les prolongements dont nous avons parlé.

Souvent, la violence de l'infection détermine de la gangrène, et on trouve dans la cavité de vastes lambeaux sphacélés. Les phénomènes de destruction augmentant encore, le rectum isolé de toutes parts pend à la façon d'un battant de cloche au milieu des parois du petit bassin dénudé.

Les désordres locaux et les troubles généraux deviennent très graves, et le malade peut succomber aux accidents infectieux.

Cette terminaison est heureusement rare. En général la collection finit par gagner vers la peau, qui rougit, puis devient violacée. La fluctuation paraît. Quelquefois on observe une sonorité tympanique due à la présence de gaz putrides dans la cavité de l'abcès. Enfin la peau s'amincit, s'ulcère et se rompt, donnant issue à un flot de pus sale, strié de sang, répandant une odeur infecte. L'ouverture spontanée siège toujours loin de l'anus, elle est toujours petite, trop petite, de telle sorte que l'abcès n'a aucune tendance à guérir. Il reste une fistule interminable.

L'ouverture spontanée peut aussi se faire dans le rectum, au travers du releveur de l'anus. Quand le pus suit cette voie, en général le releveur de l'anus est déjà accolé au rectum par l'inflammation sous-jacente, et il ne fait plus qu'un en quelque sorte avec la paroi rectale. Cependant les choses ne se passent pas toujours ainsi. Quelquefois le pus, après avoir perforé le releveur de l'anus, s'étend dans l'espace pelvi-rectal supérieur, et il se développe une cellulite pelvienne qui peut être d'une extrême gravité (Le Dentu et Delbet).

V

PRONOSTIC

Il peut être grave si l'on n'intervient activement. La septicémie est la terminaison la plus funeste. Cette issue fatale, rare, se comprend facilement, étant donnée la quantité de pus et de gaz que la collection renferme, et les bouches absorbantes vasculaires qui se trouvent dans cette région.

Dans les cas les plus heureux, il reste une fistule qui par sa suppuration persistante épuise les forces du malade.

On observe enfin des rétrécissements cicatriciels, de l'incontinence des matières, des troubles des fonctions urinaires.

VI

DIAGNOSTIC

Les abcès produits par le diabète ou par une fièvre infectieuse ne sont pas trop rares dans la fosse ischio-rectale ; en général, lorsqu'ils surviennent, les phénomènes généraux sont assez apparents pour qu'on puisse les rapporter à leur cause réelle.

Les lésions ostéopathiques de l'ischion ou du sarcome sont souvent indolentes, la suppuration qui en résulte peut se collecter dans la loge ischio-rectale sans que le malade donne l'éveil au chirurgien.

Le toucher rectal ne nous donnera dans ce cas aucun renseignement certain, car la cavité ischio-rectale est parfois remplie par la collection ossifluente. Peut-être la tuméfaction au voisinage de l'ischion sera-t-elle de quelque secours pour le diagnostic. Dès que l'abcès est ouvert, l'erreur ne saurait plus exister, car le stylet rencontre immédiatement une lésion osseuse.

Comment distinguer les différentes variétés de phlegmons de la marge de l'anus ? Cette distinction est bien délicate, et souvent impossible.

Les *abcès tubéreux* ont des signes diagnostics spéciaux : ce sont de petits abcès cutanés, bien limités, et qui n'intéressent en aucune façon les tissus sous-jacents. Les fistules auxquelles ils donnent lieu ont un trajet très court, et sont superficielles.

Les *phlegmons sous-cutanés* se font remarquer par une tuméfaction en nappe limitée à la partie antérieure de l'anus, et se distinguant de la tuméfaction provoquée par le phlegmon ischio-rectal en ce que ce dernier intéresse aussi le tissu cellulaire de l'espace ano-coccygien. Le toucher rectal indique aussi qu'il n'existe aucune induration phlegmoneuse au-dessus du sphincter.

Le *phlegmon ischio-rectal* provoque une tuméfaction plus considérable de la région péri-rectale. Le toucher montre que l'intestin est entouré d'une masse indurée remontant jusqu'aux insertions du muscle releveur. Les phénomènes généraux sont graves (dysurie, douleur irradiée dans tout le bassin et les régions lombo-abdominales).

Le diagnostic différentiel avec le phlegmon pelvi-rectal

supérieur est souvent impossible à porter; il est vrai que ce dernier occupe l'espace compris entre le releveur et le péritoine ; mais, comme il peut s'ouvrir dans la fosse ischio-rectale, l'appréciation devient très obscure.

Une telle précision de diagnostic importe peu au pronostic et au traitement, puisque après l'ouverture du phlegmon on pourra reconnaître l'étendue de la cavité purulente.

Le phlegmon intra-sphinctérien se distingue par l'apparition d'une tuméfaction phlegmoneuse sous la muqueuse rectale, et l'absence d'inflammation dans la fosse ischio-rectale (Gross, Rohmer et Vautrin).

On ne se contentera pas d'explorer la marge de l'anus, où la collection vient souvent s'étaler et s'ouvrir ; mais on se rendra compte, par l'introduction du doigt, de la hauteur et de l'étendue de la lésion dans l'intestin ; on constatera peut-être la présence de corps étrangers, d'ulcérations ou de bourrelets hémorroïdaires enflammés.

Pour examiner la région péri-anale avec attention, il est nécessaire de placer le malade dans la position de la taille, ce qui permet de comparer les deux côtés. Malgré ces précautions, on n'arrivera pas toujours à distinguer les abcès intra et extra-sphinctériens (Reclus).

VII

TRAITEMENT

HISTORIQUE, ÉTAT DE LA QUESTION. MÉTHODE DE CHOIX

Le traitement des abcès du creux ischio-rectal est aujourd'hui encore discuté ; les deux camps opposés ont depuis un siècle et demi accumulé des observations diverses, sans que la question soit encore résolue. Il existe ainsi deux opinions bien nettes : faut-il se contenter de l'incision simple, ou se comporter comme dans une fistule, c'est-à-dire fendre le rectum? Foubert et Faget ont ouvert le débat et se sont posés l'un et l'autre en champion de chacune de ces théories.

Il est un point sur lequel, depuis Hippocrate, tout le monde, du moins, est d'accord : l'intervention doit être précoce et le chirurgien ne doit pas attendre l'apparition de la fluctuation.

Saviard, en 1695, avait déjà émis l'idée que reprenait cinquante ans plus tard (1743) Faget l'aîné, dans un bref mémoire, lu devant l'Académie royale de chirurgie. Dans son travail, *Remarques sur les abcès qui arrivent au fondement*, il montre qu' « il ne suffit pas d'ouvrir les abcès du fondement où le rectum est à découvert ; il faut inciser ou fendre cet intestin pour procurer sa réunion avec les parties voisines ; sans cette précaution, on n'obtient assez ordinairement qu'une fausse guérison, et souvent la récidive oblige à des opérations beaucoup plus considérables que celle qu'on a manqué de faire d'abord... Il est nécessaire, si l'abcès s'étend un peu dans les graisses, et si l'intestin est à découvert, d'ouvrir le rectum comme si l'on faisait l'opération de la fistule ; autrement, de nouvelles collections de matières se formeraient, et la plaie ne pourrait manquer de devenir fistuleuse. »

J.-L. Petit, parmi les contemporains, semble seul avoir soutenu, sans restriction, la nouvelle doctrine.

Une vive opposition ne tarde pas à se manifester, et dans le tome III des Mémoires de l'Académie royale de chirurgie, Foubert, le célèbre directeur de la compagnie, donne une réfutation en règle de l'opération de Faget. Dans son étude sur *Les grands abcès du fondement* (1757), il s'élève contre la section précoce de l'intestin et lui préfère l'ouverture simple de la collection purulente qui suffit quelquefois pour amener une parfaite guérison. Si une fistule se forme, il sera toujours temps de l'opérer; à l'appui de son dire, il fournit des obser- vations, « fort contestables d'ailleurs, et qui ne supportent guère l'analyse. » (Reclus).

Ainsi, nous sommes désormais en présence de deux thèses contradictoires : il faut, d'après les uns, il ne faut pas, d'après les autres, inciser l'intestin.

Jusqu'à nos jours, la doctrine de Foubert a rallié presque tous les chirurgiens.

Quelques-uns suivent ses préceptes à la lettre et se contentent dans tous les cas de la ponction simple de l'abcès à son point culminant. Tels sont Tisseyre, Montagnon, Danyau, Lhomme, Bertherand (thèse de Paris, 1853).

D'autres, tout en agissant ainsi, lorsque la collection n'est pas encore ouverte, n'admettent le procédé de Faget que dans le cas où l'abcès a déjà perforé le rectum ; alors seule- ment, ils incisent à la fois la peau et l'intestin; c'est la pratique de Michaud (1788), de Sabatier (1791), de Vallet (1803), de Bégin (1832), de Velpeau (1833).

En 1886, le docteur Emile de Barrau de Muratel, élève de Reclus, après une enquête sérieuse faite dans les services de chirurgie de Paris, et à la suite de minutieuses recherches bibliographiques, publie un dénombrement des contemporains.

Gosselin, Chassaignac, Verneuil, suivent Faget ; Ver- neuil faisant cette restriction qu'il ne faut pas inciser le sphincter en deux endroits à la fois ; et nous lisons dans la clinique de Trélat, professée peu après la publication de mon opuscule (Reclus) : « Je suis de l'avis de Reclus, mais avant lui, et je reste du même avis avec lui et après lui... les abcès de la marge de l'anus doivent être traités par la mé- thode de Faget, c'est-à-dire par une large incision qui réalise, en un seul temps, et l'ouverture de l'abcès et l'opération de la fistule consécutive à cet abcès. »

Telle était en effet la conclusion de Reclus en 1886 : tout abcès de la région ano-rectale doit être traité comme une fistule borgne externe dont, après ouverture spontanée ou provoquée, il est devenu le parfait équivalent. Nous allons ainsi au devant du mal qui se prépare, et, par une incision précoce de l'intestin, nous évitons de nouveaux abcès et des décollements plus étendus : nous supprimons du même coup cette période énervante entre la collection purulente qui ne se tarit pas ou se reforme derrière la cicatrice cutanée, et la fistule qui s'organise. Donc, pour tout abcès de la région ano-rectale, nous proposons la conduite suivante : ponctionner le foyer au point le plus déclive, et, par l'orifice ainsi créé, introduire une sonde cannelée qui révèle la direction et l'étendue du décollement qu'il faut fendre dans toute sa hauteur. L'anus est alors dilaté avec le spéculum, ce qui permet d'examiner et de régulariser les moindres replis de la plaie ; les diverticules sont ouverts, et la perte de substance, plate et inanfractueuse, guérit lentement, mais sûrement. » (Reclus.)

On peut s'étonner, en effet, qu'une fistule ne soit pas la conséquence à peu près fatale des abcès ischio-rectaux. Quelle que soit l'origine de ces collections, inflammatoires ou tuberculeuses, la suppuration franche ou le ramollissement du foyer caséeux aura pour résultat, ainsi que l'avait bien indiqué Faget, et après lui tous les pathologistes, la destruction à peu près totale des graisses de la région. Celles-ci disparues, il reste un espace vide limité par des plans rigides, qui ne peuvent se rapprocher : en dehors, la paroi ostéo-musculo-aponévrotique de l'ischion, du pubis et de l'obturateur ; en dedans, le sphincter et le releveur de l'anus. « Nous ne voyons point, explique Reclus, par quel artifice ou par quel mécanisme la nature pourrait cicatriser cet espace ; il faudrait de la part des bourgeons charnus une exubérance et une plasticitéqu'ils n'ont pas d'habitude. La fistule se formera, et nous ajoutions que, si cette terminaison n'était pas absolument fatale, on pouvait affirmer que, pratiquement, c'était la seule observée. »

Bazy conteste cette assertion. Pour lui l'incision simple de Foubert, la ponction de l'abcès à son point le plus déclive, est suffisante : grâce à une ouverture bien faite, et à un drainaige soigneux, on peut amener une cicatrisation légitime, sans fistule consécutive ; et, à l'appui de son dire, il cite deux observations de sa pratique où cette conduite a eu le meilleur résultat. Or n'est-il pas évident que, si la guérison est obtenue par la ponction simple, celle-ci doit être préférée à l'opération de Faget qui amène des délabrements tels que la réparation est très lente ; puis, inconvénient plus grave encore, on sectionne le sphincter, ce qui n'est pas négligeable, puisque une incontinence de matières fécales en est souvent la conséquence. Ces deux arguments ont de la valeur ; en effet, après l'incision de l'intestin la cicatrisation réclame environ trois semaines ou un mois, et si l'incontinence n'est pas fréquente, comme l'affirme Bazy, elle a été observée quelquefois, d'une façon ordinairement passagère, il faut bien le dire.

M. Hartmann, dans le *Bulletin de la Société anatomique*, fait une communication sur l'anatomie pathologique et le traitement des abcès de la fosse ischio-rectale. L'auteur, et après lui Pierre Delbet et Aug. Broca acceptent les idées du professeur Terrier et se gardent d'inciser le sphincter dans les abcès du creux ischio-rectal. D'après eux, il suffirait d'une large incision antéro-postérieure parallèle au raphé périnéal médian. Dans un cas de Pierre Delbet, le phlegmon entourait le rectum et envahissait les deux fosses ischio-rectales ; la guérison fut cependant obtenue.

Et pourtant, il faut bien le dire, la méthode de Faget, avec l'incision large du rectum, réunit une majorité de partisans. M. le professeur Forgue, évitant parfois, avec Quénu et Hartmann, de fendre les tuniques rectales dans toute la hauteur de l'abcès, conclut cependant : « Il n'en est pas moins vrai que la méthode de Faget garde ses indications dans les abcès ischio rectaux tardivement incisés, ou s'étant accompagnés rapidement d'une fonte suppurée de la fosse, ce qui crée à son comblement des conditions défavorables. » (Forgue et Reclus, *Thérapeutique chirurgicale*, t. II.)

Duplay (*Gazette des hôpitaux*, 1892) ne sectionne le sphincter que si la muqueuse est décollée et amincie sur une certaine étendue, et à plus forte raison si le rectum est perforé ; mais il estime que, « dans un nombre de cas, cette section restera inutile, et l'incision simple, suivie de tamponnements faits soigneusement à la gaze iodoformée, suffira pour assurer la guérison sans fistule. »

C'est aussi l'opinion de Tillaux, qui approuve la méthode de Faget pour les abcès superficiels et intrasphinctériens, mais ne s'y résout qu'avec peine pour les abcès ischio-rectaux.

Reclus, partisan exclusif de la méthode de Faget, finit par conclure : « Les bons chirurgiens paraissent avoir obtenu des succès par la simple incision antéro-postérieure ; nous devons essayer du procédé, car, s'il est efficace, il est supérieur à l'incision du sphincter, puisqu'il provoque moins de délabrement, guérit plus vite, et n'expose pas à l'incontinence des matières fécales. »

Malgré cette restriction, il admet, jusqu'à nouvel ordre, l'incision large du rectum.

L'observation communiquée par notre maître M. Gilis, montre d'une manière évidente que la méthode de Foubert, appliquée avec l'antisepsie nécessaire, suffit, même dans les cas graves, pour obtenir une cure radicale : la longueur de l'incision sera proportionnée à l'étendue de l'abcès.

Il est certain, en effet, que la durée de la guérison est sensiblement diminuée par ce procédé.

M. Reclus réclame pour ses malades un délai minimum de trois semaines ou un mois.

M. Bazy obtient la cicatrisation en quinze et en onze jours.

Le traumatisme est moins violent, et devant un sujet très affaibli, tuberculeux, il vaudra mieux même, si l'on craint une fistule consécutive, deux interventions successives et suffisamment espacées : incision simple de l'abcès, puis excision de la fistule. Le cas rapporté plus loin, pris dans la thèse de Legras, en est un exemple.

Rapprochant ce fait de celui que rapporte Meloche, d'un malade tuberculeux à qui l'on incisa le rectum et qui mourut avant d'avoir pu faire les frais de la réparation, nous croyons que notre conduite est préférable.

Et puis la fistule n'est pas si fréquente : les observations ne manquent pas où la cure fut complète et définitive.

Comment se fait la cicatrisation, nous n'en savons rien; mais le comblement de cette cavité qui étonne si fort M. Reclus est complet, même après élimination de tout le tissu cellulaire des deux fosses ischio-rectales; et il n'est pas nécessaire pour cela de sujets exceptionnellement vigoureux; les exemples de malades affaiblis dont les abcès contenaient le bacille tuberculeux ne sont pas si rares.

Enfin l'incontinence n'est pas à redouter : et c'est encore là une garantie qui a bien son importance.

OBSERVATIONS

Observation I

(BAZY, *Soc. chir.* 1887, *in* thèse CARON)

Un homme de trente-cinq ans, entré à l'Hôtel-Dieu le 15 septembre 1883, pour un abcès de la région anale.

On constate, sur la partie gauche, une énorme tuméfaction d'un rouge violet, empiétant en avant de l'anus qu'elle
déborde en arrière, sur la fesse gauche, de 5 à 6 centimètres ;
l'orifice anal est en partie caché et paraît comme rejeté
du côté droit.

Au mois d'août de la même année, le malade avait eu un
abcès, dû à des hémorroïdes enflammées, qui avait guéri par
simple incision et pansement à plat ; il siégeait à droite de
l'anus ; celui pour lequel il se présente aujourd'hui n'est
donc pas une récidive du premier.

Par le toucher rectal, après avoir franchi avec quelque diffi-
culté le sphincter, on constate que la paroi gauche du rectum
fait une saillie manifeste dans une étendue de 5 ou 6 centimètres.

Cette exploration, très douloureuse, permet de constater
une fluctuation bien nette qu'on transmet au doigt appliqué
sur la saillie périnéale. Bazy porte le diagnostic d'abcès
de la fosse ischio-rectale gauche.

Il fait sur le point culminant de la tumeur une incision de

2 centimètres qui donne issue à un pus bien lié, d'odeur caractéristique.

Les injections d'eau phéniquée forte sont faites dans le foyer, et, lorsque le liquide ne ramène plus de pus, M. Bazy introduit un drain de 7 millimètres de diamètre dans une profondeur de 7 centimètres. Pansement à la gaze iodoformée : on administre de l'opium à l'intérieur.

Le lendemain, nouveau lavage ; le surlendemain également, et le tube est diminué d'un centimètre. On continue ainsi les lavages tous les jours et tous les deux jours on raccourcit le drain.

Le 5 octobre, le malade sort complètement guéri, sans fistule. Le traitement a donc duré vingt jours.

M. Bazy a eu des nouvelles de ce malade qui est cocher dans un grand magasin : malgré son métier fatigant, il continue à se bien porter (juin 1887).

La guérison date donc de quatre ans.

Observation II

(Ibid.)

Un homme de cinquante-cinq ans, alcoolique, se présente, pendant le cours d'une convalescence, porteur d'un abcès de la région anale.

M. Bazy trouve une tuméfaction occupant la région située entre l'anus et la tubérosité ischiatique du côté droit, s'avançant du côté du périnée et des bourses. Elle était allongée dans le sens antéro-postérieur et mesurait six centimètres.

La peau à peine rouge, est dure, sauf sur le point culminant où il y a un petit foyer de fluctuation.

Le toucher rectal fait constater au-dessus du sphincter, une tuméfaction de cinq à six centimètres de hauteur, beaucoup plus molle que celle de l'extérieur, M. Bazy porte le diagnostic d'abcès de la fosse ischio-rectale occasionné par des accidents gastro-intestinaux.

L'état général est mauvais ; il y avait rétention d'urine.

On prescrit deux lavements et des lotions extérieures, afin de désinfecter le mieux possible la région. Le lendemain, 31 août 1886, le gonflement a presque doublé et la fluctuation est très perceptible de dedans en dehors.

On fait une incision d'un centimètre et demi, qui donne issue à trois ou quatre centimètres cubes d'un pus bien lié, mais très fétide.

On fait des lavages répétés de la cavité à l'eau phéniquée forte, puis on introduit un drain assez volumineux qui pénètre à six centimètres de profondeur. Pansement à la gaze iodoformée.

Le pansement est renouvelé tous les jours, et le tube diminué graduellement.

Le 9 septembre, on applique un pansement au diachylon, qui reste deux jours en place.

Quand on l'enlève, la guérison est complète. La cicatrisation a donc mis onze jours à se faire.

M. Bazy a revu le malade fin janvier 1887, c'est-à-dire quatre mois et demi après sa sortie de l'hôpital. La guérison s'est parfaitement maintenue. En introduisant le doigt dans le rectum, on trouve un cordon dur qui paraît faire corps avec l'ischion et qui remonte à cinq ou six centimètres. Ce cordon, véritable cicatrice muqueuse, est absolument indolent.

Il y a quelques jours (juin 1887), M. Bazy a revu son malade : l'incision de la marge de l'anus est à peine visible ; cependant on constate à ce niveau un petit cordon induré.

Par le toucher rectal, on sent, non plus un cordon dur, mais de petites nodosités en chapelet, disposées suivant un trajet parallèle au rectum et accolées à l'ischion, sur lesquelles la muqueuse est toujours mobile.

Observation III

(*In* thèse ETCHEPARRE)

Fosse ischio-rectale droite

Aug. B.., cinquante-huit ans, charretier. Hérédité nulle. Atteint de pleurésie à six ans. Depuis il tousse un peu. N'a jamais eu d'hémoptysie ; mais est sujet à des diarrhées. Eut un abcès à l'anus, ouvert il y a un an. De ce moment, a repris son service se croyant guéri. Monte à cheval.

Le 24 février, éprouve de la douleur en allant à la selle. Pas d'écoulement sanguin ou muqueux par l'anus. La miction donne une sensation de brûlure.

Fièvre. Pas d'appétit.

Cet état dure jusqu'au 1er mars. A cette époque, il se couche. Entre le 13 chez M. le professeur Terrier.

A l'examen, il présente une tuméfaction droite très apparente ; le raphé et l'anus sont rejetés à gauche. La région est empâtée, rouge, fluctuante. Par le palper bi-manuel on sent une tuméfaction dans la fosse ischio-rectale. Les ganglions de l'aine droite sont engorgés. La température atteint 38°2.

M. Hartmann opère par une première incision antéro-postérieure du périnée au coccyx. De celle-ci, à angle droit, il fait partir une seconde se dirigeant en dehors, vers la fesse ; une troisième va de l'anus au devant du coccyx.

Lavage phéniqué au 1/20. Tamponnement à la gaze iodoformée. Un drain est laissé dans l'anus.

Le pus écoulé est d'une odeur infecte, sans gaz. La température tombe le lendemain à 37°2. Le soulagement a été subit.

La guérison est complète le 14 avril, sans fistule.

Observation IV

(Communiquée par le Dr HARTMANN, *in* thèse ETCHEPARRE)

Fosse ischio-rectale droite

Frédéric V..., cinquante et un ans, journalier. Le père est mort à cinquante-cinq ans de bacillose pulmonaire, la mère est morte à quatre-vingt-sept ans.

A dix ans, il est anémique. A quarante ans, est atteint d'un érysipèle de la face. N'a jamais toussé.

Il y a un mois, en travaillant, il éprouve une douleur profonde à la région anale. Huit jours après, se met au lit. Essaie le repos, et les purgatifs contre la constipation. Entre chez le professeur Terrier le 26 mai 1893.

L'anus dilaté laisse écouler du pus glaireux; pas d'orifice interne. On fait une incision au niveau de la fosse ischio-rectale droite. Elle laisse apparaître une goutte de pus jaunâtre.

Tamponnement à la gaze iodoformée. Drain.

Le 29 juin, guérison définitive.

Observation V

(*Ibid.*)

Abcès froid du creux ischio-rectal gauche

Georges P..., trente-cinq ans, employé de commerce. Pas d'hérédité. Atteint de fièvre typhoïde à sept ans, de dysenterie au Sénégal, durant son service militaire. Depuis cinq mois, tousse souvent, et transpire abondamment, surtout la nuit. Pas d'hémoptysie. Ni hémorroïdes, ni écoulement anal.

Présente une tuméfaction étalée, allant du périnée antérieur à la partie latérale du coccyx, à gauche. Le gonflement est plus gênant que douloureux.

Le thorax offre de la submatité ; et un affaiblissement du murmure respiratoire dans la fosse sus-épineuse droite.

Le 24 mars, il est fait une incision antéro-postérieure, qui donne issue à 150 grammes de pus jaune verdâtre, légèrement fétide. Pas de partie osseuse malade. Grattage et tamponnement iodoformé.

Le 10 mai, guérison de la lésion locale, et de l'état général.

Observation VI

(Communiquée par le docteur Péraire, *in* thèse Etcheparre)

Abcès du creux ischio-rectal gauche

Elie P..., treize mois. Pas d'hérédité. Depuis dix jours est en proie a une constipation opiniâtre avec fièvre intense et insomnie. Refuse le biberon. Vomissements.

Le 21 mai 1897, présente de l'anus à l'ischion gauche une tuméfaction grosse comme une noix.

La peau est rouge, tendue, douloureuse. La fluctuation nette, l'anus refoulé du côté opposé.

Il est fait une incision antéro-postérieure. Par l'ouverture, s'échappe une grande quantité de pus liquide jaunâtre, d'une horrible fétidité.

Le soulagement est immédiat ; les plaintes de l'enfant cessent.

Grattage. Tamponnement à l'ouate boriquée et au naphtol camphré.

Guérison le 18 juin.

Observation VII

(Docteur ARROU, *in* thèse CARON)

Un homme de cinquante-cinq ans, très vigoureux, est atteint d'une affection périnéale très douloureuse. L'examen ne révèle rien. Anus sain, non hémorroïdaire, fosses ischio-rectales souples, non douloureuses. Pour unique symptôme, une douleur péri-anale, surtout droite, sans lésion permettant de l'expliquer. Il y a trois ans, le malade a été traité pour une cystite, dont il a parfaitement guéri.

Le lendemain, 16 avril 1897, l'état s'est aggravé, et sur les instances du malade, en l'absence de signe nouveau, il est fait, sous le chloroforme, une dilatation anale. Amélioration.

Le 19 avril, les douleurs augmentent, fièvre 38°4. Rétention d'urine complète.

A l'examen tout est changé. Le périnée à droite ne se laisse pas déprimer facilement. Il y a dans la fosse ischio-rectale de ce côté un travail inflammatoire, une lymphangite sans doute, très profonde, peu douloureuse à la pression, mais causant des douleurs spontanées devenues intolérables.

Chloroforme. Incision antéro-postérieure, longeant à droite le bord de l'anus et le raphé. Pas de pus ; mais des marques de sphacèle. Au thermo-cautère, il est pratiqué alors une incision de 16 centimètres, depuis la racine des bourses (celles-ci saines), jusque à l'arrière de la fesse. Tout est sphacélé sans pus. Même opération à gauche où le mal a gagné. Le rectum et l'anus sont ainsi complètement isolés et dénudés sur leurs deux flancs, mais rattachés en arrière au coccyx par le raphé intact, en avant au nœud musculaire non intéressé. Pansement boriqué.

Les jours suivants, état infectieux des plus graves ; langue rôtie, insomnie, pouls 115, fièvre 39°-40°, délire.

Vers le quinzième jour, le pus apparaît. Puis les bourgeons se forment en même temps que la fièvre cède, et le pansement sec peut être appliqué trente-deux jours après l'opération.

Réunion complète, sans fistule, après six semaines.

Vingt-six mois après, la guérison est maintenue parfaite.

Observation VIII

(Communiquée par M. le Dr A. BROCA, *in* thèse ETCHEPARRE)

Abcès du creux ischio-rectal gauche

Paul R., dix-huit mois. Pas d'hérédité. Présente dans la région de l'anus, à gauche, une tuméfaction de la grosseur d'un œuf de pigeon. La peau est rouge violacé, très chaude. L'appétit conservé.

Le 3 mars, incision antéro-postérieure, qui laisse échapper du pus abondant, d'odeur fécaloïde. Tamponnement.

Le 18 mars, guérison complète.

Observation IX

(Communiquée par M. le professeur GILIS)

Phlegmon du creux ischio-rectal. — Large incision. — Curettage

Le 18 février 1899, Mme X. commençait à souffrir, sans cause apparente, dans la fosse droite, mais elle y prenait d'abord à peine garde. La douleur cependant allait en s'accentuant, et le 20 février Mme X. faisait appeler son médecin habituel. Celui-ci prescrivit le repos et des cataplasmes sur la région douloureuse. Le 21, la douleur s'exagérait encore, augmentant par la pression. La peau était devenue rosée au niveau du creux ischio-rectal, et la fièvre s'était manifestée. Le matin la température était de 38°5, le soir de 39°4.

3*

Le 22 même état : température ou matin 39°. Température
du soir 39°4. Pouls 112.

Dans la soirée, M. Gilis est appelé en consultation. Par le
toucher rectal, on détermine de la douleur en pressant sur
le côté droit du rectum, mais il ne semble pas que le pus
marche de ce côté.

Par le toucher bi-manuel, l'index droit dans le rectum, la
main gauche sur la fesse, on a l'impression que le pus est
séparé de la cavité rectale par une épaisseur de tissu très
appréciable. La fluctuation, quoique profonde, est constatée.

L'incision du flegmon ischio-rectal est décidée pour le
lendemain matin.

La malade est une femme de forte complexion, grasse, et
n'ayant jamais été malade. Depuis l'âge de treize ans, elle a
toujours été régulièrement réglée. Ordinairement un peu
constipée, elle va cependant du corps tous les jours. Elle est
mère de sept enfants ; la dernière grossesse date de six ans
et demi. Toutes ses couches ont été normales. Pendant et
après ses grossesses, elle a un peu souffert des hémorroïdes ;
elle n'en souffre plus depuis longtemps. Il y a deux ans, elle a
fait une chute sur la fesse droite qui fut le siège d'une vaste
ecchymose. Mais depuis ce temps elle n'y avait plus rien senti.

Les antécédents héréditaires sont tout aussi bons que les
antécédents personnels. Le père et la mère vivent encore,
âgés de soixante-quatorz ans environ, et jouissent d'une
parfaite santé

Ils ont eu six enfants. La malade qui fait le sujet de cette
observation est l'avant-dernier.

Le 23 au matin, à notre arrivée, la malade nous annonce
que son flux menstruel vient de se montrer. Tous soins anti-
septiques pris, une incision antéro-postérieure de dix centimètres est faite sur la partie culminante de la saillie
inflammatoire. Un flot de pus noirâtre et fétide s'échappe

par cette incision. Quand il est évacué, on voit les parois de
la cavité tapissée par des lambeaux grisâtres de tissu cellulo-
graisseux mortifié.

Un grand lavage est pratiqué, et sous le courant d'eau
aseptique, M. Gilis racle à la curette les parois de l'abcès,
jusqu'à ce que le tissu cellulo graisseux complètement débar-
rassé des parties mortifiées, apparaisse jaunâtre, rose et
saignant. Le foyer se montre alors dans toute son étendue :
sa profondeur est d'environ dix centimètres. Il présente en
avant un cul-de-sac vers la grande lèvre.

Après une cautérisation des parois avec la solution de
chlorure de zinc au dixième, un pansement méthodique est
fait à la gaze iodoformée, qui est soigneusement poussée
jusqu'au sommet du creux ischio-rectal, dans le cul-de-sac
antérieur, vers la grande lèvre.

Le soir même, la fièvre cesse et ne reparaît plus.

Pendant quarante-huit heures, il y eut rétention d'urine et
il fallut sonder la malade. A cause des menstrues, le pansement fut surveillé pour qu'il ne fût pas souillé par le sang.

Le 25, premier pansement. Les parois du foyer sont
déjà rouges et de bel aspect. Dès lors, un pansement est fait
tous les deux jours. Nous assistons ainsi au rétrécissement
lent et progressif de cette cavité.

Le 20 mars, elle est réduite à une fistule borgne externe de
7 centimètres de profondeur, dans laquelle sont introduits
des crayons à l'iodoforme, à l'ichtyol. Cette fistule diminue
peu à peu. Le 14 avril, la guérison est complète. La malade
a été revue dans les premiers jours du mois de juin : sa
cicatrice est parfaite, et elle n'a plus rien ressenti de ce
côté.

CONCLUSION

—--wwww—-

Ainsi la guérison peut être obtenue par une incision simple de l'abcès avec curettage et cautérisation (chlorure de zinc au 1/10). Dans le pansement ullérieur, se méfier de l'absorption très rapide dans cette région. M. le professeur Forgue signale un fait d'intoxication par l'iodoforme.

On nous objectera que certains cas plus graves amèneront dans la paroi rectale des délabrements tels que celle-ci ne pourra être conservée intacte. Alors nous recourrons à la méthode de Faget.

En résumé, il semble que la préférence exclusive ne doive être donnée ni à l'un ni à l'autre mode opératoire. L'état des lésions dictera au chirurgien sa conduite, mais *le plus souvent, le procédé de Foubert suffira pour une cure complète (Observation de M. Gilis).*

S'il subsistait une fistule, il serait temps de la traiter dans la suite.

En attendant, il paraît sage de ne pas exposer le malade à un traumatisme plus grave, souvent inutile, sinon dangereux.

INDEX BIBLIOGRAPHIQUE

SAVIARD. — Nouveau recueil d'observ. chirurg., 1702.

FAGET. -- Remarques sur les abcès qui arrivent au fondement (Mém. de l'Acad. roy. de chirurg., 1743).

FOUBERT. — Sur les grands abcès du fondement (*Ibid.*, 1757).

DEBALZ. — Thèse du collège de chir., 1761,

MARCHAND. — Journ. de médec., 1775.

MICHAUD. — Thèse du collège de chir., 1788.

J.-L. PETIT. — Œuvres posthumes, 1790.

SABAITER. — Méd. éclairée par les Sc. nat., 1791.

VALLET. — Th. Paris, 1803.

AUBLET. — Th. Paris, 1804.

RICHERAUD. — Nosographie chirurgicale, 1805.

TISSEYRE. — Th. Paris, 1811.

MONTAGNON. — Ann. clin. de Montpellier, 1814.

MANES. — Th. Paris, 1819.

DANYAU. — Thèse de concours, 1832.

VELPEAU. — 1832 (Dict. en 30 vol.).

LHOMME. — Th. Paris, 1839.

LARRUE. — Th. Paris, 1840.

RIBES. — Mém. de phys., de chirurg. et de path., 1841-45.

PARISÉ. — Thèse Paris, 1842.

BERTHERAUD. — Th. Paris, 1853.

DANIEL-MOLLIÈRE. — Maladies de l'anus et du rectum.

CHASSAIGNAC. — Traité de la suppuration (Paris, 11, 1857).

NÉLATON. — Elém. de pathol. chirurg., 1858.

CHASSAIGNAC. — Dict. encyclop. des Sc. méd. (Art. *Anus*).

LAROYENNE. — Gaz. hebd., 1872, p. 645.

ARDILOUZE. — Th. Paris, 1873.

LANNELONGUE. — Bull. de la Soc. de chirurgie, 1878.

VERNEUIL. — Rev. méd. franç. et étr. (Paris, 1878, p. 648).

JALABERT. — Th. Paris, 1878.

DE BARAU DE MURATEL. — Th. Paris, 1886.

MELOCHE. — Th. Paris, 1887.

BAZY. — Bull. de la Soc. de chirurg., 1887 (Incision des abcès mar-
gellaires par la méthode de Foubert et décembre 1897).

TRÉLAT. — Société de chir., 1887.

BERGER. — Soc. de chir., 1887.

HORTELOUP. — Soc. de chir., 1887.

TERRIER. — Soc. de chir., 1887 (Gaz. hebd., 8 juillet 1887).

RECLUS. — Clin. chirurg. Paris, 1888 et 1894.

FOLLIN et DUPLAY. — Path. externe.

POULET et BOUSQUET. — Path. ext. III.

GROSS, ROHMER et VAUTRIN. — Path. et clin. chirurg., II.

ETCHEPARRE. — Th. Paris, 1894.

QUÉNU. — Gaz. méd. Paris, 1894, p. 146 et 169.

QUÉNU et HARTMANN. — Chirurg. du rectum.

COUGNENC. — Th. Paris, 1896.

TILLLAUX. — Chirurgie clinique et traité d'anat. topographique.

BLANC. — Th. de Montpellier, 1896.

FORGUE et RECLUS. — Traité de thérap. chirurgicale, 1898.

GUINARD. — Revue gén. de clin. et thérap., 1898.

DUPLAY et RECLUS. — Traité de chirurgie, VIII, 1898.

LE DENTU et DELBET — Traité de chirurgie, VIII, 1899.

CARON. — Th. Paris, 1899.

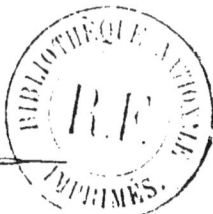

BIBLIOTHÈQUE NATIONALE R. F. IMPRIMÉS